疫疹一得

道光八年戊子三月新鐫

桐城余師愚著

疫疹一得

延慶堂雍宅藏板

瘟疫一症古無專書不過微見其意於傷寒書中世人咸熟讀傷寒以爲百病俱不外於六經講明傷寒餘症悉可類推不知瘟疫四時皆有傷寒惟冬至後間或有之是傷寒甚少而瘟疫十居八九傷寒是寒瘟疫是熱

其感受施治有霄壤之分若以傷寒方治瘟疫罔不斃者此吴又可先生瘟疫論所以作也由是杜清碧馬長公景松崖戴天章熊憑昭諸君繼起宗仰吴氏各出手眼推闡發明著有成書瘟疫一門於斯詳備活人實

多予總角時即蒙　庭訓留心醫道每遇疫疹往往偉中惟值瘟疹遵用成方未能悉見效驗心竊疑之甲子秋得鄉前輩余師愚先生疫疹一得謂疫乃無形之毒宜用石膏不宜用硝黃等語卓識尤在吳杜諸君子上予茅塞頓

開珍如拱璧以之治疫與疹奏效尤多近年需次蘆鹺見誤於此症者不一而足偶語契好諸君子咸謂此書不宜獨秘遂助金付梓以廣其傳或師愚先生壽世苦心實有以自壽故耶較予一手之奏效自相去遠矣此書用藥過重予

每臨症或暫去一二味或大減分量即
如石膏或煅用或生用由三五錢以至
二三兩無不應手輒效惟書中謂傷寒
有耳聾瘟疫無耳聾一條係千慮之
一失予每見瘟疫亦有耳聾以其方
治之亦極神效閱是書者幸毋以此一

語印定耳目想知者亦必有以辨之

是爲序

時

道光戊子歲七月既望長蘆候補鹽運

司知事毗陵莊錦製亭氏書於

津門旅次

序

軒岐之世人無疵癘論迹闕如後之醫者遞著方書而于疫疹一門未開生面獨張氏仲景略見其緒于傷寒論內然亦語焉而不詳以故世之言醫大率與傷寒類治所謂失之毫釐差以千里致令偶嬰疹癘者不死于病而死于醫豈其不務活人哉由其所謂辨症立方者中寔茫無一得故也桐城余師愚先生與予同客都下訂忘年之交歷二十餘年今年且將七十矣得攝生之術貌古而神腴少時奮志讀書有不可一世之概而屢躓名場乃喟然曰不

爲良相當爲良醫古人其詔我哉遂棄舉子業專務岐黃然猶未得出人一頭地歲甲申桐邑中人大率病疫時先生方游大梁痛其尊人爲羣醫所誤乃益肆力于古人書研究于陰陽寒暑及氣運主客之分纖悉無遺而後恍然有悟獨于疫疹一門神而明之實能闢前人之所未見未聞者逆之則死順之則生三十年來自南而北所全活人殆不可以數計憶丁酉歲予爲農部唐堯峰先生校書萬之西有亭時李萬仞趙象九明府皆下榻于此予病臥牀數月服象九方未驗萬仞素知先生者爲予延之起我沉

猗先生之力也。莊峰象九，年少于先生，不數年間，皆先後卒于官。萬仞以其子官黔，走萬里外。嗟乎，曾幾何時而已不勝今昔之感矣。予則于壬子夏五，謁選入都，家人半染疫，先生治之，輒霍然已。是歲都門故多時疫，凡活于先生手者，十室而九，蓋于此道中，誠不啻三折肱矣。爰以其數十年之苦心孤詣，著爲一書，名之曰疫疹一得，蓋猶抑然其心，弟以爲千慮之一得云耳。然予以爲庖犧之卦，始于一畫，孔門之道，精于一貫，人特患無此一得耳。今先生挾此一得，以治一人，而一人治，以治千萬人，而千萬人治，則所謂是萬還一。一實萬分者。胥于是乎在。以視夫世之漫然嘗試者。果何如耶。乃先生以所獨得于心者。不肯私之于已而必欲公之天下。仁人之用心固如是也。所願是集梓行。俾世之懸壺者。咸得先生之一得。以辨症而立方。當此昇平之世。不啻躋斯人于仁壽矣乎。予友黄光亭者。病篤。予夢一長者曰。余方用至某藥則黄病可愈。醒而誌之果驗。同時以黄延先生診者。皆歷歷有奇效。而或者曰夢。幻境也。獨于先生有不爽者。

乾隆五十九年歲次甲寅夏至前一日。

賜進士出身即選縣令愚弟蜀西呂橋居士蔡曾源拜書於長

安客次。

序

予素不知醫而能言醫凡醫以愈病也服其藥而病愈雖百口非之而於病者何損服其藥而病不愈雖百口是之而於病者何益則言醫莫若先言其效醫有立效莫若我師愚余先生也然世之非之者曰其效者寡而不效者多其效者暫而不效者常也甚或曰其效幸而不效者則不可救也爲斯語者亦知夫效寡效暫效幸乎療百病而一痊之則爲寡立百方而驗一方則爲暫不究其源而適逢其會則爲幸安有頃立其方先言其症或斷以三日而加

劇五日而加劇七日而加劇且症在危險他醫束手辨在疑似他醫莫決先生則毅然任之確然信之大聲疾呼曰服則得生不服則死咸如其言歷歷不爽甚至抄其方而亦愈飲其藥滓而亦愈其效若此猶得非之曰寡曰暫曰幸哉雖然其效若此人猶起而非之何也彼豈樂死惡生哉狃於所習見而震於所不知耳復以其用藥之過峻程分之過重皆昔人所未有也予初亦疑焉適寓有病人醫之無不立效薦醫他人而又效嗣乃歷薦而罔不效有合家疑之而予獨委曲以徵其信羣醫駁之而予獨固執以

證其是幸而信予者皆得痊然曰衆我寡安得執途人而
遍告之此疫疹一得之書之所以付梓也如梓而得行則
傳之有人而痊者必多治之有人而愈者必常習之有人
則共知其所以然而不嘗以爲幸矣庶幾乎予非阿好我
師愚也亦可見信於衆矣
乾隆五十九年歲次甲寅仲秋月
誥授榮祿大夫刑部左侍郎同鄉姻弟張若渟頓首拜譔

序

醫之爲言意也意可傳而不可傳要不離乎理者近是予友余君師愚儒也卽醫也憶予應童子試適郡城輒與師愚俱嘗靑鞋布襪客邸談心時其意旣已異矣已而連試不利棄儒爲醫遂挾其技遊都下予甲辰至京見其車馬僕從甚盛自王公以下無不折節相向心異之然猶未察其意也甲寅寓靑岩師宅距師愚居不數武晨夕過從時久無雨暑氣盛行人多疾病病則必死醫家齊束手不治師愚輒予以石膏黃連等劑無不立效其得之則生不得

則死者不可更僕數而于門下奎氏兄弟一存一夭尤屬明徵蓋其意猶是按脉切理之意而神明變化不可端倪有非意之所能盡者醫技也進乎道矣然存活日多而謗者日益衆夫師愚無必用石膏之意而有必用石膏之症觀入秋數月以來未嘗輕用凉劑其意亦可見矣乃謗之者謂師愚非石膏不立劑是誣人甚至以謗師愚之故並謂石膏爲斷不可用是本草之載是藥神農之嘗是藥均不得爲無過豈不更誣藥哉誣人既已不可誣藥而愚者信爲妄者傳焉雖遇熱症凶危輒仍以柴胡桔梗當之不

效則投以丹芩。又不效。則投以人參桂附。至于一誤再誤。死而後已。醫者猶詡詡得意曰非我也命也。是以謗師愚之故。而累及無辜。置人之生死于弗顧也。豈不大可嘆哉。予非有阿于師愚。顧竊聞孟子之言曰。若藥不瞑眩。厥疾不瘳。苟藥未至于瞑眩。疾已驗。其大瘳則亦庶乎有以得其意也。何也。師愚儒也。非醫也。此意將遍語同人。適師愚疫疹一得之書成。因書是弁之。聊以爲一得之一助云。

乾隆五十九年。歲次甲寅菊月下澣。種之愚弟吳貽詠頓首拜譔。

自序

幼讀魯論至隱居以求其志行義以達其道即心焉誌之曰丈夫不當如是耶願竊比焉力學二十餘年屢躓名場翻然自顧樗櫟之質原非

國器奈何猶窮經皓首終爲童子師哉于是究心靈素志在

岐黄醫雖小道亦足以行吾藝耳遍覽一十三科以及諸子百家各窮元妙獨傷寒一門張氏仲景以爲急拯辨症稍差夭折生命論載三百九十七法一百一十三方以濟

天下後世其用心可謂仁矣至于疫疹多于傷寒百倍安

忍置而勿論哉。夷考其時。或未有疫歟。抑或仲景之書原有一十六卷。今世只傳十卷。而疫疹一門。亦在遺亡之數歟。以致後人紛紛立說。祖述憲章。俱以傷寒立論。其于熱疫一症。往往畧而不講。是以業斯道者。所誦所傳。連篇累牘。無非傷寒。及其臨症。只就傷寒一例治之。不知其為疫也。流弊于人。淪肌浹髓。舉世同揆。萬人一法。究之死者不知何病以死。生者不知何藥以生。撫今思昔。可勝慨哉。乾隆甲申。予客中州。先君偶染時疫。為群醫所悞。及奔喪回里。檢視諸方。總不外此三法。抱恨終天。曷其有極。思于此症必有以活人者，公之于世，亦以稍释予怀。因读本草，言石膏性寒，大清胃热，味淡而薄，能表肌热，体沉而降，能泄实热。恍然大悟，非石膏不足以治热疫。遇有其症，辄投之，无不得心应手。三十年来，颇堪自信，活人所不治者，笔难罄述。窃思一人之治人有限，因人以及人无穷，因不揣鄙陋，参合司天大运主气小运，著为《疫疹一得》，欲以刍荛之见，公之于人，使天下有病斯疫者，起死回生，咸登寿域，予心庶稍安焉。敢以著书立说，自矜能事耶？

乾隆五十九年岁次甲寅季春月桐溪师愚氏余霖自叙

疫疹一得卷上目次

桐溪師愚氏余　霖輯著

論疫疹之脉不宜表下

論疫疹因乎氣運

疫疹之症

頭痛傾側　骨節煩痛腰如被杖

遍體炎炎　靜躁不常

火擾不寐　週身如冰

四時逆冷　筋抽脉惕

大渴不已　胃熱不食

胸膈鬱遏　昏悶無聲

腹痛不已　筋肉瞤動

冷氣上升　口穢噴人

滿口如霜　咽喉腫痛

嘴唇掀腫　臉上燎泡

大頭　痄腮

頸腫　耳後腫硬

哈舌弄舌　紅絲纏目

頭汗如湧　咬牙錯齒

鼻衄涌泉　舌上珍珠

發黄　循衣摸牀

狐惑　戰汗

疫疹一得

桐溪師愚氏余　霖輯著

叅合六十年客氣旁通圖

司天在泉四間氣紀步各主六十日八十七刻半客行天合居於主氣之上故有温凉寒暑朦瞑明晦風雨霜雪電雹雷霆不同之化其春温夏暑秋凉冬寒四時之正令豈能全爲運與氣所奪則當其時自有微甚之變矣布此六十年客氣旁通列於主位之下者使知其氣之所在也

少陰　太陰　少陽　陽明　太陽　厥陰

	子午	丑未	寅申	卯酉	辰戌	巳亥
	太陽客	厥陰客	少陰客	太陰客	少陽客	陽明客
厥陰初之氣	寒氣切烈 霜雪冰雨	大風發榮 雨生毛虫	熱氣傷人 時氣流行	風雨凝陰 不散	瘟疫至	清風 霧露蒙昧
	厥陰客	少陰客	太陰客	少陽僭逆客	陽明客	太陽客
少陰二之氣	為風溫雨 雨生毛虫	天下疵疫 以正得位	時雨	大熱早行 疫癘乃行	涼風不時	寒雨間熱
	少陰客	太陰客	少陽客	陽明客	太陽客	厥陰客
少陽三之氣	大暑炎光	雷雨雷雹	大暑炎光 草萎河乾	涼風間發	寒氣間至 熱爭冰雹	熱雨大作 雨生羽虫
	太陰客	少陽客	陽明客	太陽客	厥陰客	少陰客
太陰四之氣	大雨霪注 霎雨雷雹	炎熱沸騰	清風霧露	寒雨害物	風雨摧拉 雨生倮虫	山澤浮雲 暴雨溶注

	少陽客	陽明客	太陽客	厥陰客	少陰客	太陰客
陽明五之氣	温風乃至 萬物乃榮	大凉燥疾	早寒	凉風大作 雨生介虫	秋氣温熱 熱病時行	時雨沉陰
	陽明客	太陽客	厥陰客	少陰客	太陰客	少陽客
太陽終之氣	燥寒勁切	大寒凝冽	寒風飄揚 雨生鱗虫	蟄虫出見 流水不冰	凝陰寒雪 地氣濕	冬温蟄虫 流水不冰

運氣便覽

運氣者所以參天地陰陽之理明五行衰旺之機考氣候之寒温察民病之虚實推加臨補瀉之法施寒熱温凉之劑故人云治時病不知運氣如涉海問津誠哉言也今遵前賢圖訣撮其要領使人一覽而知其悉也

按運氣之說，內經言之詳也。夫人在氣交之中，與天地相爲流通，苟不立其年以明其氣，臨病施治之際，烏乎以用補瀉之藥哉！但運氣不可不知也，常有驗有不驗者，何則？陰陽之消長，寒暑之更易，或失其常，在知者通其活變，豈可膠柱鼓瑟，按圖索驥也耶？而時氣流行，有病者，有不病者，蓋邪之所湊，其氣必虛，故虛者感之，而實者其邪難入也。又有一家傳染者，蓋家有病人，有憂患而飲食必少，飲食少而氣餒矣，時與病人相近，感其病氣而從鼻口入也。

尋揣氣候之理，而學者難明也。今將五運配十干之年，六氣爲司天之歲，南政北政，藥之主宰，六十甲子之年逐一註明，令學者一覽而貫通矣。

五運

甲巳土運　乙庚金運　丁壬木運

丙辛水運　戊癸火運

六氣

子午少陰君火　丑未太陰濕土　寅申少陽相火

卯酉陽明燥金　辰戌太陽寒水　巳亥厥陰風木

甲乙土運爲南政。土居中央。君尊南面而行。餘四運以臣事之。北面而受令也。所以有別焉。

寸尺不應

南政之歲　三陰司天寸不應　三陰在泉尺不應

北政之歲　三陰司天尺不應　三陰在泉尺不應

藥之主宰

甲巳歲甘艸爲君。　乙庚歲黄芩爲君。

丁壬歲梔子爲君。　丙辛歲黄栢爲君。

戊癸歲黄連爲君。　一年爲君。餘四味爲臣。

子午歲

甲子土運。南政。寸不應。甘草爲君。

庚午金運。北政。尺不應。黄芩爲君。

丙子水運。北政。尺不應。黄栢爲君。

壬午木運。北政。尺不應。梔子爲君。

戊子火運。北政。尺不應。黄連爲君。南政兩寸不應。

甲午土運。南政。寸不應。甘草爲君。北政兩尺不應。

庚子金運。北政。尺不應。黄芩爲君。

丙午水運。北政。尺不應。黄栢爲君。

壬子木運、　北政　尺不應。　梔子爲君。

戊午火運。　北政。　尺不應　黃連爲君

凡尺澤絕死不治。尺澤在肘內廉支文之中。動脈應乎

肺之氣也。火燥于金。承天之命。金氣內絕。故必危亡。

少陰君火司天。　陽明燥金在泉。

司天者。天之氣候也。在泉者。地之氣候也。君火者。手少

陰君火也。心者。君主之官。神明出焉。君火乃主宰陽氣

之本。餘象生土。乃發生萬物之源。

初之氣。　太角厥陰風木用事。子上父下。益辛瀉苦補肺

瀉心也。

自年前十二月大寒節氣。至二月驚蟄方止。

天時　寒風切烈。霜雪水冰。蟄虫伏藏。

民病　關節禁固。腰脚疼。中外瘡瘍。

二之氣。太徵少陰君火用事。火盛金衰。補肺瀉火。

自二月春分起。至四月立夏終止。

天時。風雨時寒。雨生羽虫。

民病。淋氣鬱于上而熱。令人目赤。

三之氣。少徵少陽相火用事。君相二火。瀉苦益辛。

自四月小滿節起，至六月小暑終止。

天時，大火行熱氣生，羽虫不鳴，燕百舌杜宇之類。

民病，厥熱心疼，寒，咳喘目赤。

四之氣，太宫太陰濕土用事，子母相順，瀉肺補腎。

自六月大暑起，至八月白露終止。

天時，大雨時行，寒熱互作。

民病，黄疸衄血，咽乾嘔吐痰飲。

五之氣，大商陽明燥金用事，心盛肺衰，火旧水覆。

自八月秋分起，十月立冬終止。

天時。溫氣乃至。初冬天氣猶煖。萬物尚英。
民病。寒熱伏邪。于春爲瘧。
六之氣。大羽太陽寒水用事。火衰。心病瀉減益苦。
自十月小雪起。至十二月小寒終止。
天時。暴寒勁切。火邪淼毒。寒氣暴止。
民病。生腫咳喘。甚則血溢。下連小腹而作寒中。
丑未歲。
乙丑金運。北政。尺不應。黃芩爲君。
辛未水運。北政。尺不應。黃柏爲君。

丁丑木運。北政。尺不應。梔子爲君。

癸未火運。北政。尺不應。黃連爲君。

己丑土運。南政。寸不應。甘草爲君。

乙未金運。北政。尺不應。黃芩爲君。

南政左寸不應。

北政右尺不應。

辛丑水運。北政。尺不應。黃柏爲君。

丁未木運。北政。尺不應。梔子爲君。

癸丑火運。北政。尺不應。黃連爲君。

己未土運。南政。寸不應。甘草爲君。

太陰濕土司天。太陽寒水在泉。

太谿絕死不治太谿脈在足內踝後跟骨上動脈應乎腎之氣也土邪勝水腎氣內絕也歲氣濕化之候太陰濕土者足太陰脾經也脾屬中央戊巳土每季寄旺一十八日分爲七十二日以應一歲六六三百六十日之成數也

初之氣　厥陰風木用事主旺客衰瀉酸補脾

自年前十二月大寒節起至二月驚蟄終止

天時　大風發榮雨生毛虫

民病　血溢經絡拘強關節不利身重筋痛

二之氣。少陰君火用事以下生上。瀉甘補鹹。

自二月春分節氣起。至四月立夏終止。

天時。大火至。疫癘濕烝相搏。暴雨時降。

民病。瘟疫盛行。遠近咸若。

三之氣。少陽相火用事。土旺剋水。補腎瀉脾。

自四月小滿節起。至六月小暑終止。

天時。雷雨電雹。地氣騰。濕氣降。

民病。身重跗腫。胸腹滿。感冒濕氣。

四之氣。太陰濕土用事。甘旺鹹衰。補腎益膀胱。

自六月大暑節起至八月白露終止
天時 癸熱沸騰地氣升濕化不流
民病 腠理熱血暴溢寒瘧心腹脹浮腫
五之氣 陽明燥金用事土能生金益肝瀉肺
自八月秋分節起至十月立冬終止
天時 大凉霧露降
民病 皮膚寒熱甚行
六之氣 太陽寒水用事以上尅下瀉脾補腎
自十月小雪節起至十一月小寒終止

天時。大寒凝冽。

民病。關節禁固腰脚拘疼。

寅申歲

丙寅水運。北政。右寸不應。黄柏爲君

壬申木運。北政。右寸不應。梔子爲君。

戊寅火運。北政。右寸不應。黄連爲君。

甲申土運。南政。右尺不應。甘草爲君。

庚寅金運。北政。右寸不應。黄芩爲君。

丙申水運。北政。右寸不應。黄柏爲君。

壬寅木運。北政。右寸不應。梔子爲君

戊申火運。北政。右寸不應。黃連爲君。

甲寅土運。南政。右尺不應。甘草爲君。

庚申金運。北政。右寸不應。黃芩爲君。

少陽相火司天。厥陰風木在泉。

天府絕。不治。天府在肘後。披側上披下同身寸之三寸動。脈肺之氣也。火勝金故絕。歲氣火代之候。少陽相火者。三焦浮流之火。火邪炎上。上尅肺金。金受尅。腎水失母。則上盛下虛。虛陽上攻。便生諸疾。至傷元陽。

初之氣。

自年前十二月大寒節起。至二月驚蟄終止。

天時。　熱風傷人。時氣流行。

民病。　寒熱交作。咳逆頭痛。血氣不調。心腹不快。

二之氣。　少陰君火用事。肺衰心盛。制苦益辛。

自二月春分節起。至四月立夏終止。

天時。　暴風疾雨。溫濕相蒸。

民病。　上熱咳逆。胸膈不利。頭痛寒熱。

三之氣。　少陽相火用事。夏旺火熾。補肺益大腸。

自四月小滿節起。至六月小暑終止。

天時。炎暑亢旱。草萎河輸。

民病。煩熱。目赤。喉閉。失血。熱瀉。風邪。人多暴死。

四之氣。大陰濕土用事。火旺生土。瀉甘補鹹。

自六月大暑節起。至八月白露終止。

天時。風雨時降。炎暑衰去。

民病。瘧痢交作。寒熱頭痛。

五之氣。陽明燥金用事。肺金受邪。瀉苦補辛。

自八月秋分節起。至十月立冬終止。

天時。寒熱風雨。草木黄落。

民病。寒邪風熱。君子固密。

六之氣。太陽寒水用事。心火受尅。瀉鹹補苦

自十月小雪節起。至十二月小寒終止。

天時。寒溫無時。地氣正寒。霜露乃降。

民病。感冒寒邪。關節不利。心腹痛。

卯酉歲

丁卯木運。北政。兩寸不應。梔子爲君。

癸酉火運。北政。兩寸不應。黄連爲君。

巳卯土運。南政。兩尺不應。甘草爲君。
乙酉金運。北政。兩寸不應。黄芩爲君。
辛卯水運。北政。兩寸不應。黄柏爲君。
丁酉木運。北政。兩寸不應。梔子爲君。
癸卯火運。北政。兩寸不應。黄連爲君。
巳酉土運。南政。兩尺不應。甘草爲君。
乙卯金運。北政。兩寸不應。黄芩爲君。
辛酉水運。北政。兩寸不應。黄柏爲君。
陽明燥金司天。少陰君火在泉。

太衝絕。死不治。太衝脈在足大指本節後二寸動脈。乃肝之氣也。金勝木。故肝絕也。歲氣燥化之候。陽明燥金用事。肺與大腸之氣。象庚辛金也。

初之氣。厥陰風木用事。金木相尅。補酸瀉辛。

自年前十二月大寒節起。至次年二月驚蟄終止。

天時。陰始凝。風始肅。水乃冰。寒雨多。花開遲。

民病。寒熱。浮腫。失血。嘔吐。小便赤淋。

二之氣。少陰君火用事。火盛金衰。瀉苦益辛。

自二月春分節起。至四月立夏終止。

天時。臣居君位。大熱早行。

民病。疫癘流行。人多卒暴。

三之氣。少陽相火用事。主盛客衰。瀉心補肺。

自四月小滿節起。至六月小暑終止。

天時。燥熱交合。風雨暴至。

民病。寒熱頭痛。心煩作渴。

四之氣。太陰濕土用事。以下生上。瀉辛益酸。

自六月大暑節起。至八月白露終止。

天時。早秋寒雨。有傷禾稼。

民病。卒暴寒。熱。風邪傷人。心痛浮腫。瘡瘍失血。

五之氣　陽明燥金用事。金盛木衰。瀉肺補肝。

自八月秋分節起。至十月立冬終止。

天時。冬行春令。草木青。風雨生虫。

民病。寒熱作痢。氣血不和。

六之氣　太陽寒水用事。客來助主。益苦瀉鹹。

自十月小雪節起。至十二月小寒終止。

天時。氣候反温。蟄虫出現。反行春令。

民病。疫癘温毒。寒熱伏邪。

辰戌歲

戊辰火運。[illegible]北政。左　不應。黃連爲君。

甲戌土運。南政。左尺不應。甘草爲君。

庚辰金運。北政。左寸不應。黃芩爲君。

丙戌水運。北政。左寸不應。黃柏爲君。

壬辰木運。北政。左寸不應。梔子爲君。

戊戌火運。北政。左寸不應。黃連爲君。

甲辰土運。南政。左尺不應。甘草爲君。

庚戌金運。北政。左寸不應。黃芩爲君。

丙辰水運。北政。左寸不應。黃柏爲君。

壬戌木運。北政。左寸不應。梔子爲君。

太陽寒水司天。太陰濕土在泉。

神門絕死不治。神門穴在手之掌後銳骨之端。動脈心脈也。水勝火故絕也。

歲氣寒化之候。太陽寒水者。足膀胱經也。與足太陰腎經合爲表裏。屬北方壬癸水。

初之氣。厥陰風木用事。脾胃受邪。瀉鹹助辛。

自年前十二月大寒節起。至次年二月驚蟄終止。

天時、氣早煖、草果榮、溫風至。
民病。瘟疫、寒熱、頭痛嘔吐、瘡瘍。老幼病疹。口瘡牙疳。
古七、黃連解毒
四三、黃連湯
二之氣。
自二月春分節起。至四月立夏終止。
天時。春寒、多雨、溫無時。
民病。氣鬱中滿。浮腫。寒熱。
三之氣、少陰相火用事。以上熱下。瀉痢。助苦。
自四月小滿節起。至六月小暑終止

天時。暑熱作。凉。疾風暴雨。

民病。寒熱吐痢。心煩悶亂。瘧疽瘡瘍。

四之氣。太陰濕土用事。木旺土衰。瀉肝補脾

自六月大暑節起至八月白露終止

天時。風濕交爭。雨生羽虫。暴風疾雨。

民病。大熱短氣。赤白痢瀉。

五之氣。陽明燥金用事。金生水旺。制鹹益苦。

自八月秋分節起。至十月立冬終止。

天時。濕熱而行。客行主令。

民病。氣虛客熱。血熱妄行。肺氣壅盛。

六之氣。太陽寒水用事。水盛火衰。瀉鹹助苦。

自十月小雪節起。至十二月小寒終止。

天時。凝寒雨雪。地氣正濕。

民病。病人淒慘。孕婦多災。脾受濕。肺旺肝衰。

己亥歲

己巳土運。南政。左寸不應。甘草爲君。

乙亥金運。北政。左尺不應。黃芩爲君。

辛巳水運。北政。左尺不應。黃柏爲君。

丁亥木運。　北政　左尺不應。　梔子爲君。

癸巳火運。　北政。　左尺不應。　黃連爲君。

巳亥土運。　南政　左寸不應。　甘草爲君。

乙巳金運。　北政。　左尺不應。　黃芩爲君。

辛亥水運。　北政。　左尺不應。　黃柏爲君。

丁巳木運。　北政。　左尺不應。　梔子爲君。

癸亥火運。　北政。　左尺不應。　黃連爲君。

厥陰風木司天。　少陽相火在泉。

衝陽。死絶不治。衝陽者。在足跗上動脈。胃之氣也。藥食

不入胃故絶也

歲氣風化之候。厥陰風木者。足厥陰肝也。肝屬木。東方甲乙木。春旺七十二日也。

初之氣。厥陰風木用事。脾胃受邪。瀉脾補肝。

自年前十二月大寒節起。至次年二月驚蟄終止。

天時　寒始肅。客行主令。殺氣方至。

民病　寒居右脇。氣滯脾胃虛壅。

二之氣。少陰君火用事。火旺金衰。瀉心補肺。

自二月春分節起。至四月立夏終止。

天時。寒不去霜雪水㲄氣施草焦寒雨至。

民病。熱中。氣血不升降。

三之氣。少陽相火用事肺經受邪。瀉苦益辛。

自四月小滿節起。至六月小暑終止。

天時。風熱大作。雨生羽虫。

民病。淚出。耳鳴掉眩。

四之氣。太陰濕土用事。土木相形。瀉酸益甘。

自六月大暑節起。至八月白露終止。

天時。熱氣返用。山澤濛雲。暴雨溽濕。

民病　心受邪。黃疸面爲浮腫。

五之氣。　湯明燥金用事。以金形肝。瀉肺益肝。

自八月秋分節起。至十月立冬終止

天時。　燥濕更勝、沉陰迺布、風雨迺行。

民病。　寒氣及體、肺受風。脾受濕。發爲瘧。

六之氣。　太陽寒水用事。主助客盛。瀉酸補肝

自十月小雪節起。至十二月小寒終止。

天時、　畏火司食。陽迺火化。蟄虫出現、流水不氷、地氣大發。草乃生。

民病。瘟疫心腎相制。

運氣便覽終。

圖訣附後。

南政司天北在泉。厥陰右寸不虛言。太陰左寸攸來應

少陰兩寸盡沉潛

北政司天南在泉。厥陰左尺切空間。太陰右尺不相應。

少陰兩尺盡皆藏。

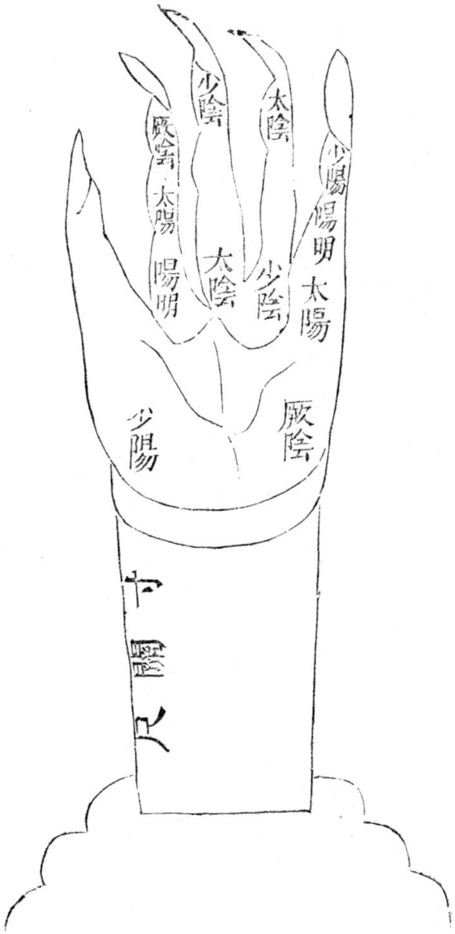
厥陰
太陽
陽明
少陰
太陰
少陽
陽明
太陽
太陰
少陰
少陽
厥陰

五天五運圖訣

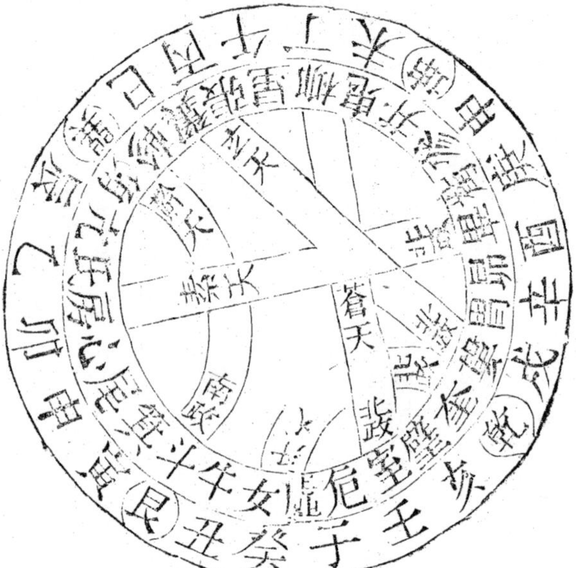

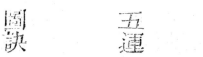

甲太宫土中宫

壬大角木東方

庚太商金西方

癸少徵南方火

辛少羽北方水

厥陰司天，衝陽絕，死不治。少陰司天，尺澤絕，死不治。太陰司天，太谿絕，死不治。少陽司天，天府絕，死不治。陽明司天，太衝絕，死不治。

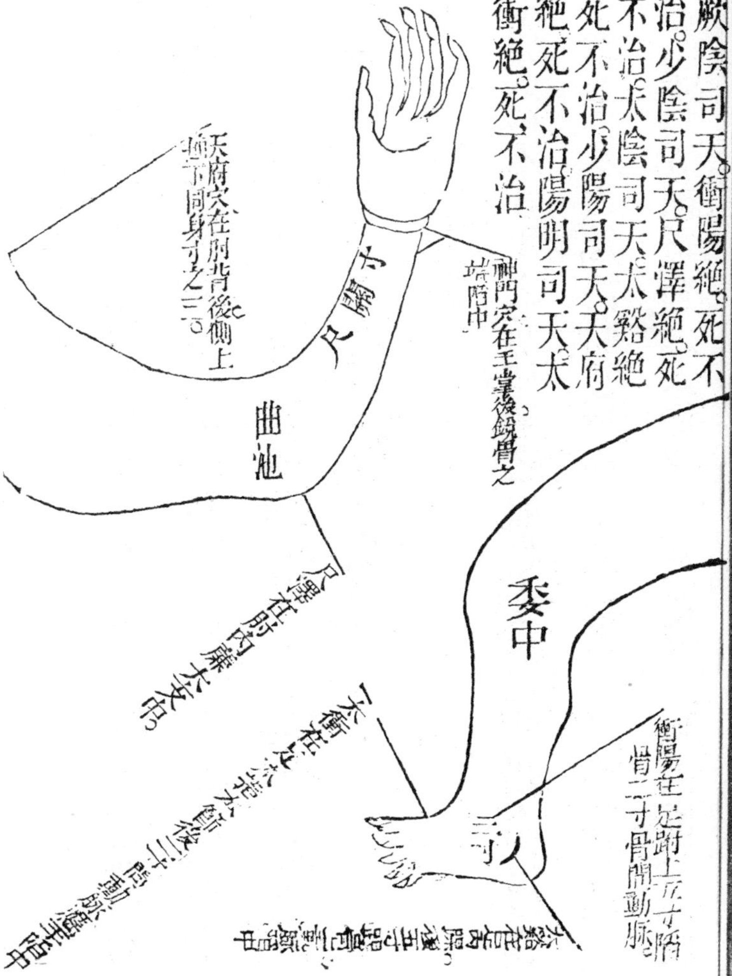

運氣之變成疾

夫五運六氣乃天地陰陽運行升降之常也五運流行有太過不及之異六氣升降則有逆從勝復之差凡不合于德化政令者則爲變眚皆能病人故謂之時氣一歲之中病症相同者五運六氣所爲之病也（綱目）

論四時運氣

內經曰不知年之所加氣之盛衰虛實之所起不可以爲工矣王氷以爲四時運氣尚未該通人病之由安能精達

夫五運有五而氣有六六氣化者寒暑燥濕風火也然又有

君火相火之分焉木之化曰風主于春君火之化曰熱主于春末夏初相火之化曰暑主于夏金之化曰燥主于秋水之化曰寒主于冬土之化曰濕主于長夏即六月也天之氣始于少陰終于厥陰此少陰標厥陰終也地之氣始于厥陰木而終于太陽水故天之六氣反合于地之十二支以五行正化對化為其緒則知少陰司子午太陰司丑未少陽司寅申陽明司卯酉太陽司辰戌厥陰司巳亥此天氣始終之因也地之氣反合於天之四時則厥陰風木主春少陰君火主春末夏初少陽相火主夏太陰濕土主長夏

陽明燥金主秋太陽寒水主冬此地氣始終之因也夫四時寒暄之序加以六氣司化之令歲歲各異凡春溫夏熱秋凉冬寒皆天地之正氣如春應溫而反寒夏應熱而反凉秋應凉而反熱冬應寒而反溫皆四時不正之氣也天有不正之氣人即有不正之疾疫症之來有其漸也流行傳染病如一轍苟不參通司天大運主氣小運受病之由按經絡源流而施治焉能應手取效予每遇此症靜心窮理格其所感之氣隨症施治無不效若影響然用藥必須過峻數倍前人或有議其偏而譏其妄者予亦不過因所

閱歷聊以盡吾心耳至于世之褒貶悉聽悠悠之口而已

論疫與傷寒似同而異

傷寒初起先發熱而後惡寒疫症初起先惡寒而後發熱一兩日後但熱而不惡寒此寒熱同而先後異也有似太陽陽明者然太陽陽明頭痛不至如破而疫則頭痛如劈沉不能舉傷寒無汗而疫則下身無汗上身有汗惟頭汗更盛頭爲諸陽之首火性炎上毒火盤踞于内五液受其煎熬熱氣上騰如籠上薰蒸之露故頭汗獨多此又痛雖同而汗獨異也有似少陽而嘔者有似太陰自利者少陽

而嘔脇必痛耳必聾疫症之嘔脇不痛耳不聾因内有伏毒邪火干胃毒氣上衝頻頻而作太陰自利者腹必滿疫症自利者腹不滿大腸爲傳送之官熱注大腸有下惡垢者有傍流清水者有日及數十度者此又症異而病同也種種分別是疫奈何猶執傷寒治哉

論傷寒無癍疹

仲景論冬至後爲正傷寒可見非冬至後不過以類推其治耳其言傷寒重在冬至後三字世人論仲景書究心七十二症至于冬至後三字全不體貼是以鑿論春夏秋冬

俱以傷寒治之。要之四時之氣，寒特一耳。以冬月因寒受病，故曰傷寒，至春而夏，由溫而熱，亦曰傷寒，不知寒從何傷？予每論熱疫，不是傷寒，傷寒不發斑疹，有人問曰：子言熱疫不是傷寒，固已。至云傷寒不發斑疹，古人何以謂傷寒熱未入胃，下之太早，熱乘虛入胃，故發斑；熱已入胃，不即下之，熱不得泄，亦發斑，斯何謂也？曰：此古人立言之誤也。即熱之一字，以証其非。熱與寒相反，而不相並者，既云傷寒，何以有熱入胃？又曰熱已入胃，何以謂之傷寒？即用白虎三黄化斑解毒等湯，俱從熱治，未作寒醫，何今人不悟古人之誤而因以自誤而誤人也至論大者爲𤶼小者爲疹赤者胃熱極五死一生紫黑者胃爛九死一生予斷生死則又不在𤶼之大小紫黑總以其形之鬆浮緊束爲憑耳如𤶼一出鬆活浮於皮面紅如硃點紙黑如墨塗膚此毒之鬆活外現者雖紫黑成片可生一出雖小如粟緊束有根如履底透針如矢貫的此毒之有根錮結者縱不紫黑亦死苟能細心審量神明于鬆浮緊束之間决生死于臨症之頃始信予言之不謬也

疫疹窮源

上古無疫疹亦無痘有之自漢始何也蓋因天地開闢于子丑人生于寅斯時人稟清輕無爲之性茹毛飲血之味內少七情六慾之戕外無飲食厚味之嗜渾然一小天地是以無疫亦無疹及漢始有者亦由天地大運主之自漢迄今天地大運正行少陽即如仲夏一日十二時論之自子而丑而寅而卯而辰雖在暑天人猶清爽待交巳午炎炎之勢如火熾熱由此推之疫疹之有于漢後者可悟運氣之使然也但未經岐黃斷論後人紛紛但仿傷寒類推其治即仲景所謂至春變溫夏變熱秋變濕亦畧而不察

且立言附和有云瘟疫傷寒瘟疹傷寒斑疹傷寒甚至熱病傷寒抑知既曰傷寒何以有瘟有斑有疹有熱認症既訛故立言亦謬是以肆行發表攻裏多至不救至河間清熱解毒之論出有高人之見異人之識其旨既微其意甚遠後人未廣其說而反以爲偏馮氏錦囊亦云斑疹不可妄爲發表此所謂大中至正之論惜未暢明其旨後人何所適從吳又可註瘟疫論辨傷寒瘟疫甚晰如頭痛發熱惡寒不可認爲傷寒表症强發其汗徒傷表氣熱不退又不可下徒損胃氣斯語已得其奧妙奈何以瘟毒從鼻口

而入不傳于胃而傳于膜原此論似有語病至用達原三消諸承氣猶有附會表裏之意惟熊恁昭熱疫之驗首用敗毒散去其爪牙繼用桔梗湯同爲舟楫之劑治胸膈手六脉邪熱以手足少陽俱下膈絡胸中三之氣氣同相火遊行一身之表膈與六經乃至高之分此藥浮載亦至高之劑施于無形之中隨高下而退胸膈及六經之熱確係妙法予今採用其法減去硝黄以疫乃無形之毒難以當其猛烈重用石膏直入戊己先搗其窩巢之害而十二經之患自易平矣無不屢試屢驗故于平日所用方法治驗

詳述于左。以俟高明者正之。

疫疹案

疹出于胃。古人言熱毒未入于胃而下之。熱乘虛入胃。故發癍。熱毒已入于胃。不即下之。熱不得泄。亦發癍。此指誤下失下而言。夫時行疫疹。未經表下。如熱不一日而即發。有遲至四五日而仍不透者。其發愈遲。其毒愈重。一病即發。以其胃本不虛。偶染邪氣。不能入胃。猶之墻垣高大。門戶緊密。雖有小人。無從而入。此又可所謂達于膜原者也。至有遲至四五日。而仍不透者。非胃虛受毒已深。即發表攻裏過當胃爲十二經之海上下十二經都朝宗于胃胃能敷布于十二經榮養百骸毫髮之間靡所不貫毒既入胃勢必亦敷布于十二經戕害百骸使不有以殺其炎炎之勢則百骸受其煎熬不危何待瘟既曰毒其爲火也明矣且五行各一其性惟火有二曰君曰相內陰外陽主乎動者也火之爲病其害甚大土遇之而赤金遇之而鎔木遇之而燃水不勝火則涸故易曰燥萬物者莫熯乎火古人所謂元氣之賊也以是知火者疹之根疹者火之苗也如欲其苗之外透非滋潤其根何能暢茂一經表散燔灼

火焰如火得風，其焰不愈熾乎。焰愈熾，苗愈遏矣。疹之因表而死者，比比然也。其有表而不死者，乃麻疹、風疹、暑疹之類。有謂疹可治而斑難醫，人或即以疫疹爲斑耳。夫疹亦何不可治之有？但人不敢用此法耳。

論疫疹之脉不宜表下

疫疹之脉，未有不數者。有浮大而數者，有沉細而數者，有不浮不沉而數者，有按之若隱若現者。此靈樞所謂陽毒伏匿之象也。診其脉，即知其病之吉凶。浮大而數者，其毒發揚，一經表熱，病自霍然。沉細而數者，其毒已深，大劑清解猶易撲滅至于若隱若現或全伏者其毒重矣其症險矣此脉得于初起者間有得于七八日者頗多何也醫者初認爲寒重用發表先虧其陽表則不散繼之以下又虧其陰殊不知傷寒五六日不解法在當下尤必審其脉之有力者宜之疫症者四時不正之癘氣夫癘氣乃無形之毒胃虛者感而受之病形頗似大實而脉象細數無力若以無形之癘氣而當硝黄之猛烈邪毒焉有不乘虛而入耶弱怯之人不爲陽脫卽爲陰脫氣血稍能駕御者必至脉轉沉伏變症蜂起或四肢逆冷或神昏譫語或鬱冒直

視或遺尿旁流甚至舌卷囊縮循衣摸床種種惡症頗類傷寒醫者不悟引邪入内陽極似陰而曰變成陰症妄投參桂死如服毒遍身青紫鼻口流血如未服熱藥者即用大劑敗毒飲重加石膏或可挽回予因歷救多人故表而出之

疫疹因乎氣運

乾隆戊子年吾邑疫疹流行一人得病傳染一家輕者十生八九重者十存一二合境之内大率如斯初起之時先惡寒而後發熱頭痛如劈腰如被杖腹如攪腸嘔泄兼作

大小同病，萬人一轍。有作三陽治者，有作兩感治者，有作霍亂治者。迨至兩日，惡候蜂起，種種危症，難以枚舉。如此而死者，不可勝計。此天時之癘氣，人竟無可避者也。原夫致此之由，總不外乎氣運。人身一小天地，天地有如是之癘氣，人即有如是之癘疾。緣戊子歲少陰君火司天，大運主之；五六月間，又少陰君火，加以少陽相火，小運主之。二之氣與三之氣合行其令，人身中只有一水，焉能勝烈火之亢哉？醫者不按運氣，固執古方，百無一效。或有疑而商之者，彼即朗誦陳言，援以自証。要之，執傷寒之法以治疫焉有不死者乎是人之死不死于病而死于藥不死于藥而竟死于執古方者之藥也予因運氣而悟疫症乃胃受外來之淫熱非石膏不足以取效耳且醫者意也石膏者寒水也以寒勝熱以水尅火每每投之百發百中五月間予亦染疫凡邀治者不能親身診視叩其症狀錄受其方互相傳送活人甚衆癸丑京師多疫卽汪副憲馮鴻臚亦以予方傳送服他藥不效者俱皆霍然故筆之于書名曰清瘟敗毒飲隨症加減詳列于後並付治驗

疫疹之症

頭痛傾側

頭額目痛頗似傷寒然太陽陽明頭痛不至于傾側難舉而此則頭痛如劈兩目昏暈勢若難支總因毒火達于兩經毒參陽位用釜底抽薪之法徹火下降其痛立止其疹自透誤用辛香表散燔灼火焰必轉悶症

骨節煩痛腰如被杖

骨與腰皆腎經所屬其痛若此是淫熱之氣已流于腎經誤用表寒死不終朝矣

遍體炎炙

熱宜和不宜燥至于遍體炎炎較之昏沉肢冷者而此則發揚以其氣血尚可勝毒一經清解而疹自透妄肆發表必至內伏

靜燥不常

有似乎靜而忽燥有似乎燥而忽靜謂之不常較之癲狂彼乃發揚而此則遏鬱總爲毒火內擾以至坐卧不安

火擾不寐

寤從陽主于上寐從陰主于下胃爲六腑之海毒火壅遏阻隔上下故不寐

遍身如冰

初病遍身如冰，色如蒙垢，滿口如霜，頭痛如劈，飲熱惡冷，六脉沉細。此陽極似陰，毒之隱伏者也。重清内熱，使毒熱外透，身忽大熱，脉轉洪數，煩燥譫妄，大渴思冰，症雖梟惡，尤易爲力。若遇庸手，妄投桂附，藥不終劑，死如服毒。

四肢逆冷

四支屬脾，至于逆冷，雜症見之，是脾經虛寒，元陽將脫之象。惟疫則不然，遍身大熱，而四肢獨冷，此烈毒壅遏脾經，邪火莫透，重清脾熱，手足自温。

筋抽脉惕

筋屬肝，賴血以養，熱毒流于肝經，疹毒不能尋竅而出，筋脉受其衝激，故抽惕若驚也。

大渴不已

雜症有精液枯涸，水不上升，咽乾思飲，不及半杯，而此則思氷飲水，百杯不足，緣毒火熬煎于內，非氷水不足以救其燥，非石膏不足以制其焰，庸工忌戒生冷，病家奉爲神術，即温水亦不敢與，以致唇焦而舌黑矣。

胃熱不食

四時百病胃氣爲本至于不食似難爲也而非所論于胃熱者乃邪火犯胃熱毒上衝頻頻乾嘔者有之旋食旋吐者有之胃氣一淸不必强之食自無不食矣

胸膈鬱遏

胸乃上焦心肺之地而邪不易犯惟火上炎易及于心以火濟火移熱于肺金被火灼其躁愈盛氣必長吁胸必塡滿而鬱遏矣

昏悶無聲

心之氣出于肺而爲聲竅因氣閉氣因毒滯心迷而神自

不清竅閉而聲不出矣

腹痛不已

胃屬濕土列處中焦爲水谷之海五臟六腑十二經脉皆受氣于此邪不能干弱者著而爲病偏寒偏熱水停食積皆與眞氣相搏而痛此言尋常受病之源也至于疫疹腹痛或左或右或痛引小腸乃毒火衝突發洩無門若按尋常腹痛分經絡而治之必死如初起只用敗毒散或凉膈散加黄連其痛立止

筋肉瞤動

在傷寒過汗則爲亡陽而此則不然蓋汗者心之液血之所化也血生于心藏于肝統于脾血被煎熬筋失其養故筋肉爲之瞤動

冷氣上升

病人自言胃出冷氣非眞冷氣也乃上升之氣自肝而出中挾相火自下而上其熱尤盛此火極水化熱極之徵陽亢陰微故有冷氣

口穢噴人

口中臭氣令人難近使非毒火侵炙于內何以臭氣噴人

乃爾也。

滿口如霜

舌胎分乎表裏。至于如霜。乃寒極之象。在傷寒故當表寒。而疫症如霜。舌必厚大。此火極水化。誤用溫表。旋即變黑。靈樞曰。熱症舌黑。腎色也。心開竅于舌。水火相刑必死。亨已經過多人。竟無死者。可見古人亦有未到處。但無此法耳。

咽喉腫痛

喉以納氣通于天。咽以納食通于地。咽喉者。水穀之道路。

氣之所以上下者至于腫痛是上下閉塞畏用清凉爲害不淺

嘴唇掀腫

唇者脾之華以飲食出入之門呼吸相關之地掀腫不能自如脾熱可知

臉上燎泡

燎泡宛如火燙大小不一有紅有白有紫黒相間痛不可忍破流清水亦有流血水者治同大頭經驗

大頭

頭爲諸陽之首其大異常此毒火寻陽上攻故大頭

痄腮

腮者肝腎所屬有先從左腫者先從右腫者有右及左左及右者不急清解必成大頭

頸腫

頸屬足太陽膀胱經少陰腎經與膀胱爲表裏熱毒入于太陽故頸腫

耳後硬腫

耳後腎經所屬毒發于此其病愈惡即宜清散耳中出血

者不治

哈舌弄舌

舌者心之苗心寧則舌靜心亂則舌動心在卦為離屬火下交于腎得坎水相濟成其為火故為君火寂無所感自然寧靜毒火衝突燔灸少陰以火遇火二火相併心不能寧哈舌其能免乎

紅絲繞目

目者肝脾肺腎所屬紅絲纏繞此脾火傳肺肺傳腎腎傳肝治宜重清脾熱兼治三經而紅自退誤以眼科治之為

害不淺

頭汗如湧

頭爲一身之元首最輕淸而邪不易干通身焦燥獨頭汗湧出此烈毒鼎沸于內熱氣上騰故汗出如湧

咬牙

齒者骨之餘有以咬牙爲血虛謂雜症則然耳疫疹咬牙是肝經熱極肝爲血海被火煎熬牙失其養故頻頻而作

鼻衄湧泉

雜症鼻衄迫于肺經浮遊之火而疫乃陽明鬱熱上衝

十腦鼻通于腦熱血上溢故從鼻出如泉

舌上珍珠

舌上白點如珠乃水化之象較之紫赤黃黑古人謂之芒刺者更重

舌如鐵甲　此三十六舌未有者

疫症初起胎如膩粉此火極水化醫者誤認爲寒妄投温表其病反劇其胎愈厚加以重劑以致精液愈耗水不上升二火煎熬變白爲黑其堅如鉄其厚如甲敲之戛戛有聲言語不清非舌卷也治之得法其甲整脫經驗

舌丁 亦三十六舌未有

發于舌上或紅或紫大如馬乳小如櫻桃三五不等流膿

出血重清心火舌上成坑愈後自平 經驗

舌長

熱病愈後舌出寸餘累日不收名曰陽强因犯房勞而得

長數寸者不救

舌衄

肝熱太盛血無所藏上溢心苗而出

齒衄

牙床屬胃齒統十二經此陽明熱傳少陰二經相併故血出牙縫

譫語

心主神心靜則神爽心爲烈火所燔神自不清譫語所由來矣

呃逆

人之陰氣賴胃以養胃火上衝肝膽之火亦相隨助之肺金之氣不能下降由清道而上衝喉嚨故呃而有聲

嘔吐

邪入于胃則吐毒猶因吐而得發越至于乾嘔則重矣總因內有伏毒清胃自不容緩

似痢非痢

瘟毒移于大腸裏急後重赤白相兼或下惡垢或下紫血其人必惡寒發熱小水短縮此熱滯大腸只宜清熱利水其痢自止誤用逼利止濇之劑不救

熱注大腸

毒火注于大腸有下惡垢者有利清水者有傾腸直注者有完谷不化者此邪熱不殺谷非脾虛也較之似痢者稍

[illegible]者其症身必大熱氣必雄壯小水必短唇必焦紫大瀉喜冷四肢時而厥逆腹痛不已此熱注大腸因其勢而清利之泄自止矣

大便不通

大腸爲傳送之官欲通則易欲塞則難雜症見此有補有下而疫症閉結因毒火煎熬大腸枯燥不能潤下誤用通利速其死也

大便下血

邪犯五臟則三陰脉絡不和血自停滯滲入大腸故血從

便出。

小便短縮如油

小便溢赤，亦屬膀胱熱極，况短而且縮，其色如油乎？蓋因熱毒下注，結于膀胱。

小便溺血

小便出血，小腹必脹而痛；至于血出不痛，乃心移熱于小腸，故血從精竅中來也。

發狂

猖狂剛暴，罵詈不避親疏，甚至登高而歌，棄衣而走，踰垣

上屋非尋常力所能及語生平未有之事未見之人如若邪附者此陽明邪熱擾亂神明病人亦不自知多有看香送祟服符以驅邪者可發一笑

疫中帶血

火極生疫肺熱之徵至于帶血熱極之象也

遺尿

疫症小便自遺非腎虛不約乃熱毒流于膀胱其人必昏沉譫語遺不自知

喘嗽

諸病喘滿皆屬于熱五臟生成篇曰上氣喘嗽厥在胸中過在手陽明太陰胸中者太陰肺之分也手陽明大腸爲肺之表二經之邪熱逆于胸中則爲喘嗽也

發黄

黄者中央戊己之色屬太陰脾經脾經挾熱不能下輸膀胱小水不利經氣鬱滯其傳爲疸遍身如金矣

循衣摸床　撮空同

在傷寒列于不治疫疹有此肝經淫熱也肝屬木四肢屬土肝有邪熱淫于脾經此木來尅土木動風搖土自不安

狐惑

狐惑之狀，其人默默欲眠，起卧不安，目牽不閉，虫蝕其肛爲狐，蝕于喉爲惑。大抵病人内熱食少，腸胃空虚，三虫求食不得，蝕人五臟。當驗其上下唇，上唇有瘡，虫蝕其喉，下唇有瘡，虫蝕其肛。

戰汗

先寒後戰，寒極而戰。雜症則謂元陽將脱之象，而疫則熱毒盤踞于内，外則徧體炎炎，熱極之症，是必投以寒凉，火被水尅，其焰必伏，火伏于内，必生外寒，陰陽相搏則戰，一戰而經氣輸泄。大汗而解矣。

以上五十二症疫症惡候。變態無常。以下二十症。有因失治于前者。有因不謹于後者。

一傷寒太陽陽明頭痛不至如劈而疫則頭痛如劈沉不能舉

一傷寒無汗而疫則下身無汗上身有汗頭汗更甚

一傷寒太陰自利者腹必滿疫症自利者腹不滿

一傷寒不發斑瘟疫乃發斑斑紅如硃點紙黑如墨塗膚雖紫黑一片可生若緊束有根如履底透針如矢貫的縱不紫黑亦死

一瘟疫熊憑昭治法首以敗毒散去其爪牙繼用桔梗

湯退胸膈及六經之熱。最爲良法。

一疫疹不可表散。表則必死。

一疫症陽極似陰。妄投參桂。死如服毒。遍身青紫。鼻口流血。

一執傷寒之法以治疫症。萬無不死之理。

一疫症頭痛傾側。誤用辛香表散。必轉悶症。

一疫症骨節煩痛。腰如被杖。誤用表寒。死不終朝矣。

一遍體炎炎一經清解。而疹自透。妄肆發表。必致內伏。

一疫症陽極似陰。週身如冰。倘遇庸手。妄投桂附。藥不

終劑死如服毒

一疫症四肢逆冷重滿脾熱手足自溫

一疫症胃熱不食胃氣一清自能飲食

一疫症腹痛或左或右或痛引小腹乃毒火衝突發洩無門若按尋常腹痛分經絡而治之必死如初起只用敗毒散或凉膈散加黃連其痛立止

一疫疹冷氣上升此乃熱極之徵火極水化非真冷氣也

一疫疹滿口如霜舌必厚大此火極水化誤用溫表旋

即變黑。

一疫症瘰泡發于面上，大小不一，有紅、有白、有紫黑，相間，痛不可忍，破流清水，亦有流血水者，治同大頭。

一腮腫不急清解，必成大頭。

一疫症耳中出血者，不治。

一疫症紅絲繞目，治宜重清脾熱，兼治肺、腎、肝三經，而紅自退。誤以眼科治之，爲害不淺。

一疫症舌上白點如珠，較之紫赤黃黑，古人謂之芒刺者更重。

一疫症舌如鐵甲。乃妄投温表所致。治之得法。其甲整脫。

一疫症舌丁。或紅或紫。大如馬乳。小如櫻桃。三五不等。流膿出血。重清心火。舌上成坑。愈後自平。

一疫症愈後。舌出寸餘。累日不收。名曰陽强。因犯房勞而得。長數寸者不治。

一疫症似利非利。只宜清熱利水。誤用逼利止澁之劑。决不可救。

瘧疹提要

一瘥後四肢浮腫，夜則如常，脾健自愈，毋須溫補。

一瘥後十日半月不大便，亦無所苦，誤用通利，死不終朝矣。

一瘥後皮膚或痛或癢，如虫行，最是佳境，不過兩三日氣血流通。

一瘥後半身不遂，熱滯經絡，誤作痿治，必成癈人。

一瘥後不欲飲食，宜健脾養胃。

一瘥後有聲不能言，此水虧不能上接于陽也。

一瘥後鄭聲，乃氣虚也。

一瘥後喜唾，不能自止者，胃中有寒也，宜温之。

一瘥後吐津不止，猶有餘熱，宜用梅棗丸噙之，立愈。

一瘥後多言，乃胃家猶有餘熱。

一瘥後遺精，心腎氣虚，不能管攝也。

一瘥後易于恐懼，猶有餘熱也。

一瘥後終日昏昏不醒，或錯語呻吟，此熱邪伏于心胞絡也。

一瘥後自汗盜汗，乃陰虚陽虚也。

一瘥後心神不安。乃心血虧損所致。

一瘥後虛煩不寐。乃氣血兩虛。

一瘥後男女早犯色慾者。名爲勞復。其症頭重不能舉。目中生花。腰背疼。痛四肢無。力增寒發熱等。用麥冬湯救之。多有效驗。若男莖縮入腹。女乳縮。脉離經者多不可救。

一疫症發瘡。必有證候可驗。誤以瘡症治之。斷不能救。

桐溪師愚氏余　霖輯著

瘥後二十症

四肢浮腫　大便燥結

皮膚痛痒　半身不遂

食少不化　驚悸

怔忡　失音

鄭聲　喜睡

多言　遺精

琥珀養心湯　六味地黄湯
補中益氣湯　梅棗噙化丸
加味參麥飲　茯神湯
補胆防風湯　參麥黄連湯
加味歸脾湯　寧志丸
酸棗仁湯　加味當歸四逆湯
香砂平胃散　當歸白术湯
燒裩散　青竹茹湯
豭鼠屎湯　韭根散

千金方　麥冬湯
赤衣散　四磨飲

疫疹一得

桐溪師愚氏余　霖輯著

瘥後二十症

四肢浮腫

瘥後四肢浮腫，因大病脾土受傷，脾虛不能制水，飲食驟進，氣血滋榮，流于四肢，夜則如常，日則浮腫，脾健自愈。誤用温補，反添蛇足。

大便結燥

瘥後飲食漸增，而大便或十日半月不下，亦不覺其苦，此

因熱病腸胃乾燥血不能潤氣不能送誤用通利死不終朝矣

皮膚痛痒

毒火最重之症氣血被其煎熬瘥後飲食漸近氣血滋生串皮膚而灌百骸或痛或痒蠕如虫行最是佳境不過兩三日氣血流通而自愈矣

半身不遂

疫症失治于前熱流下部滯于經絡以致腰膝疼痛甚者起不能立臥不能動誤作痿治必成廢人經驗

食少不化

瘥後不欲飲食，縱食亦不化，此乃脾胃虛弱，宜從脾養胃。

驚悸

瘥後血虛，肝失其養，胆無所恃，怯而驚悸。

怔忡

病後水衰火旺，心腎不交，故躁動不寧。

失音

瘥後有聲不能言，此水虧不能上接于陽也。

鄭聲

鄭聲者聲戰無力語不接續乃氣虛也

喜唾

瘥後喜唾不能自止者胃中有寒也宜溫之熱病愈後吐津不止雖屬胃虛猶有餘熱不宜溫之只用梅棗丸噙之立愈

多言

言者心之聲也病中譫妄乃胃熱乘心瘥後多言者猶有餘熱也譬如滅火其火已息尚有餘烟

遺精

精之主宰在心，精之藏制在腎。瘥後心腎氣虛，不能管攝，故遺。

恐懼

瘥後觸事易驚，夢寐不寧，乃有餘熱，熱極生痰，痰與氣搏，故恐懼。

昏睡

終日昏昏不醒，或錯語呻吟，此因邪熱未盡，伏于心胞絡所致。

自汗盜汗

心之所藏。在內爲血。在外爲汗。汗者。心之液也。而腎主五液。故汗症未有不從心腎而得者。陽虛不能衛外而爲固。則外傷而自汗。陰虛不能內營而退藏。則內傷而盜汗。

心神不安

瘥後心血虧損。心失其養。以致心神不安。

虛煩不寐

瘥後氣血兩虛。神不守舍。故煩而不寐。

勞復

大病瘥後。早犯女色而病者。爲女勞復。女犯者爲男勞復。

其症頭重不能舉目中生花腰背疼痛四肢無力憎寒發熱陰火上衝頭面烘熱心胸煩悶活人書以猳鼠屎湯主之有熱者竹皮湯燒裩散主之千金以赤衣散虛弱者以人參三白湯調赤衣散最妙脉沉細逆冷小腹急痛者以當歸四逆散加附子吳萸調赤衣散救之更以吳萸一升酒拌炒熨小腹最妙凡男卵縮入腹女乳縮脉離經者死不可救于治勞復用麥冬湯每每取效

食復

瘥後餘熱未盡腸胃虛弱不能食而强食之熱有所藏因

其穀氣留搏兩陽相合而病者名曰食復

陰陽易

男子病後元氣未復而婦人與之交接得病者名曰陽易女人病後元氣未復而男子與之交接得病者名曰陰易其狀男子則陰腫入腹絞痛難忍婦人則乳抽裏急腰胯痛引腹內熱攻胸膈頭重難抬仰卧不安動搖不得最危之症

瘟毒發瘡

瘟毒發斑毒之散者也瘟毒發瘡毒之聚者也初起之時

惡寒發熱紅腫硬痛此毒之發揚者但寒不熱平扁不起此毒之內伏者或發于要地發于無名發于頭面發于四肢種種形狀總是瘡症何以知其是疫然診其脉驗其症而即知也瘡症之脉洪大而數疫則沉細而數瘡症先熱後寒疫則先寒後熱瘡症頭或不痛疫則頭痛如劈沉不能舉是其驗也稽其症有目紅面赤而青慘者有忽汗忽燥者有昏憒如迷者有身熱肢冷者有腹痛不已者有大吐乾嘔者有大泄如注者有譫語不止者有妄聞妄見者有大渴思冰者有燥躁如狂者有忽喊忽叫者有若驚若

惕者神情多端大都類是誤以瘡症治之斷不能救

娠婦疫疹

娠婦有病安胎爲先所謂有病以末治之也獨至于疫則又不然何也母之于胎一氣相連母病即胎病母安則胎安夫胎賴血以養母病熱疫之症熱即毒火也毒火蘊于血中是母之血亦爲毒血矣毒血尚可養胎乎不急有以治其血中之毒而拘拘以安胎爲事母先危矣胎能安乎人亦知胎熱則動胎凉則安母病毒火最重之症胎自熱矣極力淸解凉血使母病一解而胎不必安自無不安矣

至于產後以及病中適逢經來當以類推若以產後經期藥禁寒凉則誤人性命只數日間耳急則治其標者此之謂也

疫疹之形

鬆浮

鬆而且浮灑于皮面或紅或紫或赤或黑此毒之外現者即照本方治之雖有惡症百無一失

緊束有根

疹出緊束有根如從肉裏鑽出其色青紫宛如浮萍之背

多見于胸背此胃熱將爛之色即宜大清胃熱兼凉其血務使鬆活色退方可挽回稍存疑懼即不能救

疫疹之色

紅活

血之體本紅血得其暢則紅而活榮而潤敷布洋溢是疹之佳境也

淡紅

淡紅有美有疵色淡而潤此色之上者也若淡而不榮或有嬌而艷乾而滯血之最熱者

深紅

深紅者較淺紅而稍重亦血熱之象一凉血即轉淺紅

艷紅

色艷如胭脂此血熱極之象較深紅而愈惡必大用凉血始轉深紅再凉之而淺紅矣

紫赤

紫赤類雞冠花而更艷較艷紅而火更盛不急凉之必至變黑

紅白砂

細碎婉如粟米紅者謂之紅砂白者謂之白砂疹後多有此症乃餘毒盡透最美之境愈後脫皮若初病未認是疫後十日半月而出者煩躁作渴大熱不退毒發于頷者死不可救

疫疹不治之症

疫疹初起六脉細數沉伏面顏青慘昏憒如迷四肢逆冷頭汗如雨其痛如劈腹內攪腸欲吐不吐欲泄不泄男則仰卧女則覆卧搖頭鼓頷百般不足此爲悶疫斃不終朝矣如欲挽回于萬一非大劑清瘟不可醫家即或敢用病

家决不敢服與其束手待斃不如含藥而亡雖然難矣哉

疫疹諸方

敗毒散活人治時行疫癘頭痛憎寒壯熱項强睛暗鼻塞聲重咳嗽痰喘眼赤口瘡熱毒流注腳腫腮腫諸瘡癍疹喉痺吐泄

羌活　獨活　柴胡　前胡　川芎

只殼　桔梗　茯苓　薄荷　甘草

疫症初起服此先去其爪牙使邪不盤踞經絡有癍卽透較升葛荊防發表多多矣如口乾舌燥加黃芩喉痛

加豆根，倍加桔梗、甘草，古方引用生姜，姜乃煖胃之品，疫乃胃热之症，似不宜用，以葱易之。

此足太阳、少阳、阳明药也。羌活入太阳而理游风，独活入太阴而理伏邪，兼能除痛；柴胡散热升清，协川芎和血平肝，以治头痛目昏；前胡、只壳降气行痰，协桔梗、茯苓以泄肺热而除湿消肿；甘草和里而发表；更以薄荷为君，取其辛凉，气味俱薄，疏导经络，表散能除高巅邪热。古人名曰败毒，良有以也。

凉膈散方局 治心火上盛，中焦燥实，烦燥口渴，目赤头眩，口

瘡脣裂吐血衄血諸風瘛瘲胃熱發斑發狂驚急搐風

連翹　生梔子　黃芩　薄荷　桔梗

甘草　生石膏　竹葉

此上中二焦瀉火藥也熱淫于內治以鹹寒佐以苦甘故以連翹黃芩竹葉薄荷升散于上古方用大黃芒硝推瀉其中使上升下行而膈自清矣予憶疫疹乃無形之毒投以硝黃之猛烈必致內潰予以石羔易去硝黃使熱降清升而疹自透亦上升下行之意也

清瘟敗毒飲（一得）治一切火熱表裏俱盛狂躁煩心口乾咽痛大熱乾嘔錯語不眠吐血衄血熱盛發斑不論始終以此爲主後附加減

生石膏（大劑六兩至八兩中劑二兩至四兩小劑八錢至一兩二錢）　小生地（大劑六錢至一兩中劑三錢至五錢小劑二錢至四錢）　烏犀角（大劑六錢至八錢中劑三錢至四錢小劑二錢至四錢）　真川連（大劑六錢至四錢中劑二錢至四錢小劑一錢至錢半）

生梔子　桔梗　黃芩　知母　赤芍　元參　連翹

竹葉　甘草　丹皮

疫症初起惡寒發熱頭痛如劈煩躁譫妄身熱肢冷舌

刺唇焦上喧下泄六脉沉细而数即用大剂沉而数者用中剂浮大而数者用小剂如斑一出即用大青叶量加升麻四五分引毒外透此内化外解浊降清升之法治一得一治十得十以视升提发表而愈剧者何不俯取刍荛之一得也

此十二经泄火之药也斑疹虽出于胃亦诸经之火有以助之重用石膏直入胃经使其敷布于十二经退其淫热佐以黄连犀角黄芩泄心肺火于上焦丹皮栀子赤芍泄肝经之火连翘元参解散浮游之火生地知母

抑揚扶陰泄其亢甚之火，而救欲絶之水。桔梗、竹葉，載藥上行；使以甘草，和胃也。此皆大寒解毒之劑，故重用石膏，先平甚者，而諸經之火自無不安矣。

疫疹之症

頭痛傾側，本方加石膏、元參、甘菊花。

骨節煩痛，腰如被杖，本方加石膏、元參、黃柏。

遍體炎炎，本方加石膏、生地、川連、黃芩、丹皮。

靜躁不常，本方加石膏、川連、犀角、丹皮。

黄芩

火擾不寐本方加石膏　犀角　琥珀　川連

遍身如氷本方加石膏　川連　犀角　黄栢

丹皮

四肢逆冷本方加石膏

筋抽脉惕本方加石膏　丹皮　胆草

大渴不已本方加石膏　花粉

胃熱不食本方加石膏　枳殻

胸膈遏欝本方加川連　枳殻　桔梗

瓜蔞霜
昏悶無聲本方加石膏　川連　犀角　黄芩
羚羊角　桑皮
筋肉瞤動本方加生地　石膏　黄柏　元參
冷氣上升本方加石膏　生地　丹皮　川連
犀角　胆草
口穢噴人本方加石膏　川連　犀角
滿口如霜本方加石膏　川連　連翹　犀角
黄柏　生地

咽喉腫痛本方加石膏　桔梗　元參　牛子
射干　山豆根
嘴唇掀腫本方加石膏　川連　連翹　天花
粉
腮上燎泡本方加石膏　生地　銀花　板藍
根　紫花地丁　馬勃　歸尾　丹皮
元參
大頭天行本方加石膏　歸尾　板藍根
馬勃　紫花地丁　銀花　元參　殭蠶

生大黃脈寔者量加
痄腮本方加石膏　歸尾　銀花　元參
紫花地丁　丹皮　馬勃　連翹　板藍
根
頸頷腫痛本方加石膏　桔梗　牛蒡子　夏枯
草　紫花地丁　元參　連翹　銀花
山豆根
耳後痛硬本方加石膏　連翹　生地　天花
粉　紫花地丁　丹皮　銀花　板藍

根　元參

耳聾口苦本方加生地　元參　柴胡　黄栢

哈舌弄舌本方加石膏　川連　犀角　黄栢

元參

紅絲繞目本方加菊花　紅花　蟬衣　穀精

草　歸尾

頭汗如湧本方加石膏　元參

咬牙本方加　石膏　生地　丹皮　龍胆

草　梔子

鼻血泉湧本方加石膏　生地　黃連　羚羊角　桑皮生用　元參　棕灰　黃芩

舌上珍珠本方加石膏　川連　犀角　連翹　淨銀花　元參　花粉

舌如鐵甲本方加石膏　犀角　川連　知母　天花粉　連翹　元參　黃栢

舌丁本方加　石膏　川連　犀角　連翹　銀花

舌長　以片腦爲末塗舌上應手而縮甚者必須五錢而愈

舌衄本方加石膏　丹皮　生地　川連

犀角　梔子　敗棕灰

齒衄本方加石膏　黃栢　生地　丹皮

梔子　犀角　川連　元參　黃芩

譫語本方加石膏　川連　犀角　丹皮

梔子　黃栢　龍胆草

呃逆本方加石膏　柿蒂　銀杏　竹茹

羚羊角　枇杷葉不止用四磨飲一錢調服本方即止四磨飲沉香檳榔烏藥枳殼

嘔吐本方加石膏　川連　滑石　甘草

伏龍肝

似痢非痢本方加石膏　川連　滑石　猪苓

澤瀉　木通

熱注大腸上加同

大便不通蜜煎導法本方加生軍

大便下血本方加生地　槐花　棕炭　側柏

葉

小便短縮如油本方加　滑石　澤瀉　猪苓

木通　通草　扁蓄

小便溺血本方加生地　桃仁　滑石　茅根
川牛膝　琥珀　棕炭
發狂本方加　石膏　犀角　川連　梔子
丹皮　川黃柏
痰中帶血本方加石膏　黃芩　棕炭　生桑
皮　羚羊角　生地　瓜蔞霜
遺尿本方加　石膏　川連　犀角　滑石
喘嗽本方加　桑皮　黃芩　石膏　羚羊
角

發黃本方加　石膏　滑石　梔子　茵陳

猪苓　澤泄　木通

循衣摸床本方加石膏　川連　犀角　丹皮

梔子　胆草

狐惑本方加　石膏　犀角　苦參　烏梅

槐子

戰汗　戰後汗出脈靜身涼不用藥倘有餘熱即服本方小劑一藥而安

瘟毒發瘡本方加石膏　生地　川連　紫花

地丁　金銀花　上加升麻　下加川牛膝　胷加枳

殼　蒲公英　背加威靈仙　出頭皂刺

以上五十二症按症加減以下瘥後二十症另載各

症諸方于本症

四肢浮腫　加味六珍湯

人參二錢　于术一錢　雲苓二錢　木香三分

砂仁五分　甘草八分　薏仁五錢　澤泄一錢半

生姜一片　黑膠棗二枚

大便燥結　當歸潤燥湯氣虛者加人參黃耆

大熟地五錢　當歸三錢　蔴仁二錢　郁李仁三錢

肉蓯蓉一錢半　杏仁一錢半　白蜜一匙

皮膚痛痒　八珍湯

人參一錢　白术一錢　茯苓一錢半　甘草八分

生地三錢　當歸二錢　川芎一錢　白芍一錢半

生姜一片　黑棗二枚

半身不遂　小劑敗毒飲加

木瓜　牛膝　續斷　萆薢　黄栢

知母　威靈仙

食少不化　加味異功散

人參一錢　白朮一錢　茯苓一錢　陳皮一錢
山查二錢　穀芽三錢　甘草五分　砂仁八分
生姜一片　黑棗三枚
驚悸　茯神鎮驚湯
人參一錢　黃耆炙錢半　當歸二錢　茯神三錢
遠志錢半　龍齒煅二錢　白芍一錢　麥冬二錢
琥珀研冲服一錢　炙甘草八分　龍眼三枚　灯心三十寸
怔忡　琥珀養心湯
人參一錢　當歸二錢　茯神三錢　棗仁炒錢半

遠志錢半炙　石菖蒲一錢　琥珀一錢研中服　炙草八分

麥冬二錢　龍眼三枚

失音　六味地黃湯

熟地五錢　山萸一錢　茯苓錢半　丹皮錢半

山藥二錢　澤泄錢半

鄭聲　補中益氣湯

人參一錢　黃耆錢半炙　當歸二錢　白朮錢半

陳皮一錢　升麻八分　柴胡一錢　甘草八分

喜唾　梅棗噙化丸

烏梅十枚　黑棗五個　去核共搗如泥加煉蜜爲丸彈子大每用一丸放口噙化

多言　加味參麥飲

人參五分　麥冬三錢　五味子八分　通草八分

石菖一錢　川連五分　甘草三分　白芍一錢

灯心三尺

遺精　茯神湯

茯神五錢半　遠志一錢半炒　棗仁二錢炒　石菖一錢

白茯苓一錢　川連五分　人參一錢　生地三錢

當歸錢半　甘草五分　牡蠣煅二錢　蓮子七枚

恐懼　補胆防風湯

人參七分　防風一錢　細辛五分　川芎八分

甘草五分　茯神錢半　獨活八分　前胡八分

黑棗三枚

昏睡　參麥黃連湯

人參五分　麥冬三錢　川連四分　生棗仁五錢

石菖一錢　甘草五分

自汗盜汗　加味歸脾湯

人參一錢　黃蓍炒錢半　白朮炒一錢　茯神三錢
棗仁炒二錢　遠志炒錢半　甘草五分　當歸錢半
麻黃根二錢　牡蠣三錢　紅棗三枚　浮麥三錢

心神不安　寧志丸

石菖一兩　遠志一兩　當歸三錢　茯神五錢
人參二錢　麥冬三錢　共爲細末煉蜜爲丸桐子大硃砂爲衣每早用米湯飲服三錢

虛煩不寐　酸棗仁湯

棗仁炒五錢　人參八分　甘草八分　茯神三錢

川芎八分 知母一錢 遠志炒一錢 龍眼三枚

灯草三十寸

勞復 加味當歸四逆湯

柴胡八分 當歸錢半 白芍一錢 枳寔一錢

甘草五分 赤衣散室女經布近陰處一片燒灰調服

食復 香砂平胃散

蒼术炒一錢半 厚朴炒一錢 陳皮一錢 木香五分

砂仁八分 甘草五分 生姜一片 有食積加山查麥芽神曲

茯苓

陰陽易　當歸白朮湯

白朮一錢　當歸一錢　桂枝一錢　附子一錢

甘草八分　白芍一錢　黄蓍炙一錢　人參錢半

生姜三錢

燒裩散

裩襠八分　近陰處男用女襠女用男襠燒灰溫水和服

青竹茹湯

竹茹半斤　瓜蔞根一兩　水二升煎一升服

鼠屎湯

韭白根一把　鼠屎十四粒　水煎服

韭根散

韭根　瓜蔞根　青竹茹　炮姜各五錢共爲粗末分八分用水蓄半煎五分入鼠屎一錢和服治陰陽易危急之症

千金方　治勞復或食復發熱者

梔子仁一錢　生石膏三錢　鼠屎十四粒　淡豉半合　水煎服

麥冬湯　治勞復氣欲絶者用之大效能起死回生

麥冬一兩去心　甘草二兩蜜炙　粳米半合　蘇竹葉十五片

黑棗二枚去核

右爲細末水一盞煎米合熟去米約湯盞半入藥五錢煎至一盞　溫服不能服者綿浸滴口中此方不用石膏以三焦無火也加人參更妙

疫疹之形

鬆浮本方加大青葉　元參

緊束有根本方加石膏　生地　犀角　元參

桃仁　紫草　川連　紅花　連翹

歸尾

疫疹之色

紅活本方加　大青葉　元參

淡紅本方加　大青葉　元參

深紅本方加　大青葉　元參　生地

艷紅本方加　大青葉　生地　石膏　丹皮

元參

紫赤本方加　石膏　生地　元參　川連

犀角　丹皮　桃仁

紅白砂本方小劑加生地　當歸　蟬衣

附一紫黑相間治驗

正陽門外蔣家衚衕口丙祥泰布舖祁某晉人也長郎病疫原診謝以不治又延一醫亦不治及至邀予已七日矣診其脉六部全伏察其形目紅面赤滿口如霜頭汗如雨四肢如冰稽其症時昏時躁譫妄無倫嘔泄兼作小水癃閉遍身斑疹紫黑相間幸而鬆活浮于皮面毒雖盛而猶隱躍此生機也檢視前方亦用犀連大劑不過錢許乃杯水之救耳予曰令郎之症最險不畏予藥過峻死中求活不然變在十四日祁懇甚切予用大劑石膏八兩犀角六錢黃連五錢餘佐以本方之味加伏龍肝一兩滑石五錢

木通三錢猪苓澤泄各二錢更加生地一兩紫草三錢歸尾三錢大青葉二錢以色紫黑也連投二服至九日脉起細數手足回温嘔雖止而泄如舊仍用本方去伏龍肝又二服至十一日脉轉洪數頭汗遂止黑斑變紫小水亦利大便亦寔但妄譫加前身忽大熱煩躁更甚大渴不已以火外透也仍用本方去滑石木通猪苓澤泄加花粉山豆根以喉微痛也更以氷水與服以濟其渴又二貼色轉深紅熱勢稍殺譫妄間有猶渴思氷按本方減生地五錢去歸尾紫草豆根花粉又二服諸症已退十分之三藥減四

分之一但飲水而不思食祁疑而問曰病雖減而十數日不食尚能生乎予曰生矣按法治之二十一日方可全愈又二服癍化多半胃氣漸開熱亦大減照本方藥減四分之三去大青葉又二服癍點全消飲食旋食旋餓方能起坐診其脉尚有六至猶有餘熱不即清之其勢復張更難爲力猶用石膏二兩四錢犀角三錢黄連二錢餘亦類減十九日用石膏一兩二錢犀角二錢黄連一錢加烏梅三個酸以收之也予曰前言二十一日方能成功今已十九日矣令郎如此可見前言之不謬也祁某喜曰若非立定

主意幾爲衆口所誤，初立此方，體全堂不肯賣藥，叩其所以，言誤開分兩，以八錢爲八兩，六分寫六錢耳。予歷指同鄉服此得痊者頗多，雖賣猶囑以再三斟酌。二十日猶用石膏八錢，犀角錢半，黄連八分，加洋參二錢，麥冬三錢，歸身二錢，川芎一錢，以調氣血。二十一日用八珍湯加麥冬五味，立方需大紙一張，昨言初方藥店不肯發藥，今令郎已愈，録一治法于方前，計服石膏、黄連、犀角若干，使彼知予用藥之奇，即藥舖亦未之見也。

録曰：瘟毒發癍，疫症之最重者，然有必活之方，無如醫家不敢用，病家不敢服，甚至鋪家不敢賣。有此三不敢，疫疹之死于誤者，不知凡幾，可勝嘆哉！令郎之症，棠相信之深，邀予診治，予用大劑，連投十五貼，今已全安，計用石膏六觔有零，犀角七兩有零，黄連六兩有零。此前人之所未有，後人之所未見，故筆之于書，以徵奇效。

附一紫黑呃逆治驗

丙午夏四月，塞道掌姪孫兆某者，病疫已十一日，原診辭以備後事。塞公另延一醫，用理中湯，兆某妻舅工部員外伊公素精醫術不肯與服曰若治此症非余某不可其家因有人進讒言予用藥過峻懼不敢請伊公力爭懇予甚切予因知遇之感慨然同往診其脉沉細而數驗其症遍身癍點紫黑相間加以鬱冒直視譫語無倫四肢如冰呃逆不止舌卷囊縮手足動搖似若循衣此實危症幸而兩目紅赤嘴唇焦紫驗其是熱檢視前方不過重表輕凉此杯水投火愈增其焰以致變症蜂起予用大劑更如元參三錢大青葉二錢使其內化外解調服四磨飲本家懼不敢服伊公身任其咎親身煎藥半日一夜連投二服呃逆

頓止，手足遂溫。次日，脉轉洪數，身忽大熱，以毒外透也。予向伊公曰：按法治之，二十一日得痊。但此劑不過聊治其焰，未拔其根，藥力稍懈，火熱復起。一方服至五日，病勢大減，藥亦減半。服至八日，藥減三分之二，去大青葉。服至十日，藥減四分之三。以後諸症全退，飲食漸進，計服石膏五觔十四兩，犀角四兩六錢，黃連三兩四錢。舉家狂喜，始悔進讒者之誤也。

附昏憒呃逆治驗

右營守府費公名存孝者，年近七旬，癸丑四月病疫已八日矣診其脉細數無至觀其形色如蒙垢頭汗如蒸昏憒如癡譫語無倫身不大熱四肢振搖且冷斑疹隱于皮內紫而且赤幸不緊束此疫毒內伏症亦危矣如斑不透毒無所洩終成悶症斃在十四日檢視前方不外荆防升葛不知毒火壅遏之症不清內熱不降斑終不出徒肆發表愈增其勢燔灼火焰斑愈遏矣予用大劑石膏八兩犀角六錢黄連五錢加大青葉三錢升麻五分使毒火下降領斑外透此內化外解濁降清升之法次日遍身斑現紫赤如錦精神若明若昧身亦大熱手足遂溫間有逆氣上衝

仍照本方加生地二兩紫草三錢調服四磨飲其姪懼逆氣上衝予曰無防服此即止進門時見又貼有堂號因問曰又延醫乎其姪曰相好請來但診其脉不服藥耳予曰予治此症前人未有昨日敢服此方令叔活矣然見者必以爲怪君其誌之後醫者至果見予方大叱其非曰一身痤疹不按古法用加許寒凉冰注痤疹如何能透急宜提表似或可救即用荆防升葛更加麻黄連服二煎及至半夜呃逆連聲四肢逆冷足凉過膝舉家驚惶追悔莫及守城而進叩門求見問其所以曰變矣問服何方曰他方予

曰既服他方。仍請他治之。其姪見予不往。權將四磨飲原方。連灌二煎。呃逆頓止。手足遂溫。轉懇予素契者登門叩懇。予憐其以官為家。又係異鄉人。仍按本方大劑調治。二十一日全愈。計用石膏五觔四兩。犀角五兩二錢。黃連四兩。八錢。此癸丑四月間事也。

附一疫中帶血治驗

安徽富藩臺堂夫人病疫。初起但寒不熱。頭暈眼花。腰體疼痛。醫者誤認虛寒。用六味加杜仲續斷牛膝木瓜。兩服後。昏沉如迷。呼吸將絕。並不知其為病所苦。令叔五公現任兵部郎中邀予往看診其脉沉細而數稽其症面顏紅赤頭汗如淋身熱肢冷舌燥唇焦予曰非虚也乃疫耳五日種種形狀是虚何以言疫予曰若是虚症面顏不至紅赤舌不焦唇不燥遍身大汗乃元陽將脱之象豈獨頭汗如淋身熱肢冷哉大劑决不敢服暫用京膈散清其內熱明日斑疹微露症自明矣次日斑點隱隱含于皮內五見駭然曰幾誤矣即投敗毒中劑加大青葉錢半升麻五分次日遍身斑見紫赤鬆浮身忽大熱肢亦不冷煩燥大渴即換大劑石膏八兩犀角六錢黃連五錢加生地一兩紫

草三錢大青葉二錢連投二服斑轉艷紅惟咳嗽不止痰中帶血粉紅此金被火灼即按本方加羚羊角三錢桑皮三錢棕炭三錢丹皮二錢又二服嗽寧血止色轉深紅熱亦大減照本方去紫草羚羊桑皮棕炭減生地五錢石膏二兩犀角二錢加木通錢半滑石五錢以小水不利也又二服諸症已減十分之六猶用石膏二兩四錢犀角二錢黃連錢半生地四錢去木通滑石又二服後用犀角錢半黃連八分石膏八錢加人參一錢當歸一錢麥冬三錢五味子五分連服二貼飲食倍增精神漸旺矣

附一目明無聲治驗

世襲騎都尉常公係戶部郎中觀公名岱者中表弟也癸丑五月病疫觀公素精醫術調治半月癍疹暗回而諸症反劇已備後事乃弟因一息尚在復邀予治診其脈若有若無觀其色目閉無聲四肢逆冷大便傍流清水予謝以不治闔家拜懇但求開方死而無怨予見嘴唇微腫紫而且黑知内有伏毒非不可救熱乘于心肺故昏悶無聲乘于肝故目閉乘于脾故四肢逆冷乘于大腸故傍流清水檢視前方亦是清熱化癍等劑觀公素性謹慎藥雖不錯

只治其焰未拔其根當此危急之秋再一探視死在三七日按本方用犀角八錢黃連六錢加滑石一兩木通三錢猪苓澤泄各二錢桑皮三錢瓜蔞霜三錢另用石膏一觔竹葉一兩熬水煎藥連進三煎次日脉起細數手足遂温傍流亦減小水亦通目閉而聲出矣仍用本方去滑石木通猪苓澤泄桑皮瓜蔞又一服以後逐日減用七日而痊觀公登門道謝曰舍表弟之症一百死一百一千死一千君能生之敢不心悅而誠服

附一　譫妄若有所見治驗

工部員外彩公名桂者令親內務府高某病疫九日邀予其脉浮大而數身熱如爐目紅面赤赤斑成片忽然大叫若有所見卒然驚惕若有所懼語生平未有之事未見之人舉家驚恐疑有邪附本地風俗最喜看香送祟以至異端之術不絕于門予進屋內香烟一室滿壁符籙咒語予曰此邪予能去之將此一概收去只用大冰四塊安置四角彩問何為予曰當此暑熱病此大熱之症加以香燭煇煌內外夾攻不狂何待此邪熱乘于肝胆故發狂外用冬冰收其薰蒸暑氣內服清凉解散之藥病除而狂自止焉

有邪附者乎。遂用大劑。七日而愈。

附一昏悶無聲治驗

理藩院侍郎奎公四令弟。病疫昏悶無聲。身不大熱。四肢如冰。六脉沉細而數。延一不諳者。已用回陽救急湯。中表兄富公力爭其不可。及予至。診其脉沉細而數。察其形。唇焦而裂。因向富公曰。此陽極似陰。非陰也。若是眞陰。脉必沉遲。唇必淡而白。焉有脉數唇焦。認爲陰症哉。此熱毒伏于脾經。故四肢厥逆。乘于心肺。故昏悶無聲。况一身斑疹紫赤。非大劑不能挽回。遂用石膏八兩。犀角六錢。黄連五

錢餘佐以大青葉羚羊角連服二貼至夜半身大熱手足温次日脉轉洪大又一服熱減而神清矣以後因症逐日減用八日而愈舉家狂喜以爲異傳

附一鼻血泉湧治驗

癸丑冬月國子監司業五公名格者二令媳病疫惡寒發熱頭痛嘔吐請一醫者用表散藥加藿香半夏蒼朮其症反極又延一人用清凉之劑稍安次日加石膏三錢犀角八分黄連五分脉轉沉伏四肢逆冷昏迷若睞醫者認作轉陰謝以不治五公滿服愁懷徘徊庭院夫人日數年前

活我者誰乎。五公恍然大悟曰。非此人斷乎不可。邀予述其所以。予診其脈。驗其症色。曰此易事耳。五日明係熱症。投凉藥反劇。更有何術。予曰。治病猶用兵也。小固不可以敵大。弱固不可以敵强。病大藥小。反增其勢。予按法治之。管教十四日而愈。未幾二令郎亦病。診其脈。觀其色。曰令郎之症。受毒已深。較令媳更重。即按法治之。七八日種種變症。難以枚舉。好在二十一日。兩服後。週身斑點紫赤相間。有緊有束。有鬆有浮。五公駭然曰。君言較前更重。何其驗也。即用大劑石膏八兩。犀角六錢。黄連五錢。更加生地一兩紫草三錢歸尾二錢大青葉三錢一服三煎更以四煎蒸水次日煎藥一方服至六貼緊者鬆束者浮但鼻血泉湧譫妄無倫五懼去血過多于日此熱血妄行毒猶因此而得發越止之甚易即照本方加棕炭三錢桑皮三錢羚羊角三錢兩服血止去桑皮棕炭羚羊又二服胃氣漸開色轉浚紅漸有退者用石膏四兩犀角四錢黃連三錢去紫草歸尾減生地五錢大青葉錢半又二服癍全消用生地三錢犀角三錢黃連二錢石膏一兩八錢又二服飲食大進自頸至胸復泛紅砂此餘毒盡透也用生地三錢

犀角二錢黄連錢半石膏一兩六錢又二貼精神漸長仍用生地三錢犀角錢半黄連八分洋參一錢麥冬三錢歸身錢半石膏八錢酸梅二個又三服而安五公喜而言曰小兒之生先生再造矣子曰前治令媳乃救令郎耳此症若初服生姜半夏蒼术藿香斷不能救癍乃胃熱之症諸藥大能燥胃火上添油尚望生乎嗣後一家連治七八俱是大險在我治之無難五亦服之若素

附一嘴唇掀腫治驗

四川閆藩臺二令嫒癸丑冬月一病即癍其色深紅而鬆

浮症原不重但脉細數有力此內有伏熱即用中劑加大青葉連投五服癍退而神安再二服可以無事因年輕畏藥不肯多服又不忌飲食越七日身忽大熱大渴嘴唇掀腫牙縫流血口穢噴人弓用大劑加生地一兩次日熱渴稍殺而頸亦紅腫即于本方加牛子夏枯草銀花各三錢連投三服頸雖消右腮又腫又于本方去牛子夏枯草加板藍根馬勃又三服而腮腫全消唇亦稍散遍身泛砂紅白相間又于本方去板藍根馬勃加大青葉又三服嘴唇全消遍身脫皮成片彼按本方調理十餘日方痊此症計

用石膏八觔有零犀角八兩黄連七兩閻公任部曹時與予契交夫人信任無疑是以得痊

附一舌甲治騐

正紅旗護軍活隆武者乃太僕寺員外郎華公胞姪也係予世好丙午夏出疹本輕尊人畏予用藥過峻懼不敢邀及至舌卷囊縮方邀予治診其脉細數有力觀其色氣壯神昂非死候也及騐其舌其黑如煤其堅如鉄敲之戛戛有聲因問曰前醫何以不藥尊人曰彼云滿舌皆黑前人列于不治予曰水來尅火爲有胎厚如甲哉按此起病之

初舌胎必白而厚，此火極水化之象，誤以爲挾寒，妄肆温表，燔灼火焰，以致熱毒阻于中焦，離不能下降，坎不能上升，熱氣薰蒸，由白而黃，由黃而黑矣。治宜重清胃熱，兼凉心腎，非大苦大寒，不能挽回。即用大劑，重用犀連，更加生地、知、栢，抑陽扶陰，連投四服，其胎整脱，亦如舌大。後用三小劑而痊。

附一半身不遂治驗

癸丑四月，國子監馮公名海粟者，適至舍間敘及，隙令親疫後又痢。予曰：若以痢治之，防變别症。及至七月，馮公復至言陳舍親病痿兩月百藥無效相邀赴之及至診其脉沉緊弦數觀其色若無病然但偃仰在床不能反側自腰以下痛如火燎檢視前方總不外滋陰補氣杜仲續斷牛膝虎脛等類予曰以此症而施此藥誰曰不然但以脉合症以症合形乃熱毒流于下注非痿也遂用小劑敗毒飲加知柏木瓜萆薢川膝威靈仙木通兩服痛減而足能運動六服扶起能立未至十服能挪步矣後用湯藥每送扶桑丸一月而痊

疫疹一得　一册

撰者　清・余师愚

出版　中国书店　北京琉璃厂西街十八号

印刷　綿营古籍印刷厂　北京大兴

发行　新华书店首都发行所

一九九三年十二月

ISBN 7-80568-625-4/R・42

定价：25元